REMARQUES

SUR LES MALADIES

RÉPUTÉES INCURABLES

ET

SUR LES MOYENS D'EN OBTENIR LA GUÉRISON

PAR

M. PINEL DE GOLLEVILLE

Docteur en médecine de la Faculté de Paris.

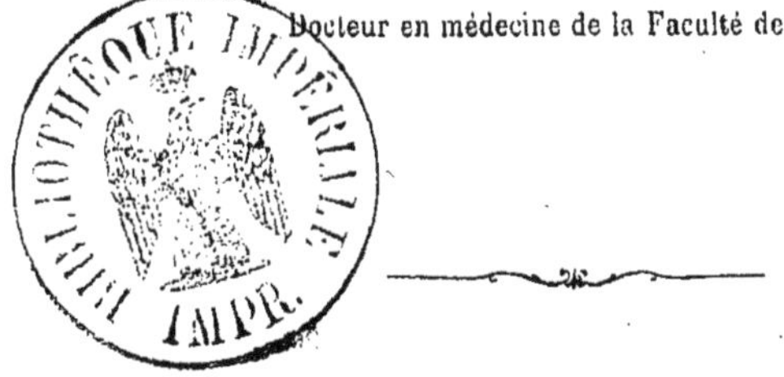

PARIS

HENRI ANIÉRÉ, LIBRAIRE-ÉDITEUR

4, rue Dupuytren

1862

Ceux qui parcourront les pages suivantes se convaincront facilement, je n'en doute pas, de la possibilité de guérir le plus grand nombre des maladies considérées jusqu'ici comme incurables. Ils auront aussi la certitude que, au moyen de l'hygiène et de la médecine préventive, on peut se prémunir contre la plupart de ces désolantes affections et en enrayer les développements quand une fois elles se sont manifestées.

Mais tout en constatant ces utiles vérités, ils reconnaîtront combien il est difficile à Paris, comme dans les grands centres de population, de réunir les conditions favorables à l'action des moyens thérapeutiques. Aussi verront-ils que le plus grand nombre des maladies chroniques résistent à tous les moyens qu'on leur oppose, ou qu'elles ne sont que temporairement améliorées, tandis que leur guérison devient facilement complète et radicale, aussitôt que les médications peuvent être appliquées dans de meilleures circonstances.

Frappé depuis longtemps des difficultés qu'on éprouve à Paris à mettre à profit tous les secours offerts par l'art médical, j'ai résolu de choisir un endroit où il fût possible de trouver les conditions indispensables à l'efficacité des agents thérapeutiques.

Enghien-les-Bains m'a paru offrir le plus grand nombre de ces avantages. La proximité de Paris, la facilité de ses communications, son air pur (surtout du côté de Montmorency), la beauté de ses sites et de ses promenades sont autant d'avantages qu'on rencontrerait difficilement ailleurs. Mais ce qui suffirait pour lui donner la préférence, c'est la présence d'eaux minérales, d'une réelle efficacité, et que je compte employer fréquemment dans le traitement d'un grand nombre d'affections.

J'ai déjà songé aussi à y fonder un établissement de bains de vapeurs résineuses, dont la puissante action est peut-être sans analogue dans le traitement de plusieurs maladies à fond rhumatismal. Il est vraiment étonnant qu'on n'ait point songé à utiliser, à Paris, un moyen d'une efficacité si réelle et si bien constatée dans un département éloigné de la capitale. J'ai aussi l'espoir que l'administration des bains, bien convaincue des admirables effets de l'hydrothérapie, s'empressera de combler une lacune aussi regrettable. Alors Enghien réunira un nombre considérable d'avantages, et les médications pourront être appliquées dans les meilleures conditions de succès.

Voici les principales maladies qui pourront recevoir des eaux minérales un concours d'action salutaire :

1° Les maladies de poitrine, surtout dans la première période de leur développement.

2° Les affections d'estomac désignées ordinairement sous les noms de dyspepsies et de gastralgies.

3° La grande classe des névropathies, autrement appelées névroses, maladies nerveuses, etc.

4° Les humeurs froides ou scrofules, dans toutes leurs phases et avec leurs complications.

5° Les maladies de peau en général.

6° Les affections de nature rhumatismale.

REMARQUES

SUR LES

MALADIES RÉPUTÉES INCURABLES

ET

sur les moyens d'en obtenir la guérison.

Plus de vingt-cinq années d'études et de recherches, consacrées à la pratique des affections désignées sous les noms de maladies chroniques, maladies nerveuses, etc., m'autorisent à émettre plusieurs propositions qui me paraissent avoir une grande importance, et sur lesquelles j'ose appeler l'attention des esprits sérieux.

1° Le mot *incurable* ne saurait s'appliquer à une classe de maladies d'une manière absolue et pour ainsi dire fatale, comme on l'a fait jusqu'à présent; car dans chacun des groupes qui composent la grande famille des maladies chroniques, il y a des guérisons bien avérées. Dans quelques-uns de ces groupes, les succès sont encore restreints, sans doute, mais ce qui s'est déjà produit dans plusieurs genres, autrefois rebelles et aujourd'hui parfaitement guérissables, permet d'établir que cette incurabilité actuelle ne sera que transitoire, et que le nombre des cas rebelles diminuera à mesure que les progrès des sciences viendront nous révéler les moyens appropriés à chacune de nos infirmités. Dès aujourd'hui il me paraît possible d'affirmer que le cercle des guérisons peut être considérablement augmenté.

2° Les ressources de la médecine pratique sont immenses et la toute-puissance des agents thérapeutiques incontestable. Les propriétés inhérentes à chaque médicament sont absolues et invariables, comme le sont les propriétés des substances alimentaires, celles des fluides impondérables, celles enfin de tous les corps de la nature. Chacune de ces substances comme chacun de ces fluides restent depuis l'origine du monde, et resteront dans toute la suite des siècles, avec leurs caractères intrinsèques et primordiaux, et, ni dans le passé, ni dans l'avenir, jamais l'on ne surprendra la moindre infraction à cette règle, qui repose sur une loi primordiale, et par conséquent immuable. Mais pour que les agents thérapeutiques puissent produire leur action propre, il faut qu'ils agissent dans des conditions semblables, et c'est à la difficulté et quelquefois à l'impossibilité de les obtenir toutes et toujours, que sont dus les résultats différents qu'on observe dans leur emploi. C'est ce qui explique nos insuccès. Si les médicaments étaient constamment employés dans des circonstances analogues, leurs effets seraient toujours identiques; car c'est une règle de la plus inflexible logique, que la même cause, agissant dans les mêmes conditions, doit infailliblement produire la même action. Ici donc se révèle toute l'immense importance des conditions favorables, comme moyen d'obtenir des agents thérapeutiques leurs effets propres et intrinsèques. Je ne crains pas d'avancer que, dans un très-grand nombre de cas, il est au pouvoir du médecin de réunir ces conditions indispensables à l'effet des médicaments.

3° La puissance de l'hygiène est telle que, sagement

interprétée et persévéramment invoquée, elle peut, presque toujours, assurer une belle santé, prolonger considérablement l'existence, et prémunir contre la plupart des affections chroniques qui dégénèrent si fréquemment en infirmités incurables.

4° La médecine préventive est souverainement efficace pour enrayer le développement des maladies, et les empêcher d'atteindre le degré d'incurabilité auquel elles arrivent si souvent, quand elles sont abandonnées à elles-mêmes ou qu'elles sont incomplétement traitées. Les règles et les indications fournies par la médecine préventive sont tout aussi fixes et invariables que celles qu'on observe dans la thérapeutique proprement dite; mais les services qu'elle rend, quoique moins éclatants, l'emportent néanmoins de beaucoup sur ceux qu'on obtient de la médecine pratique ordinaire.

5° La médecine expectante ne saurait exister, car l'homme malade fait toujours quelque chose pour se guérir; mais, même dans son sens relatif, elle doit être considérée comme un don funeste, puisque c'est à elle qu'incombe un grand nombre de nos infirmités. Toutes les fois donc qu'un mal, quelque léger qu'il soit en apparence, persiste et s'aggrave, la médecine préventive est inutile et dangereuse.

Chacune de ces propositions comporterait de longs développements, tant leur importance me paraît extrême et leur opportunité présente. Le nombre des maladies chroniques prend, en effet, des proportions chaque jour plus considérables; le niveau des forces physiques s'abaisse d'une manière continue... L'observation rigoureuse des faits est ici d'accord avec la statistique, pour démontrer que le mouvement de dégénérescence s'accélère d'une manière vraiment alarmante. Et, cependant, les conditions hygiéniques se sont améliorées; l'alimentation est meilleure qu'autrefois, et les grandes et utiles découvertes scientifiques viennent incessamment nous apporter leur contingent de lumières et de bien-être... Pourquoi donc ces nombreux et puissants contrepoids sont-ils restés jusqu'ici complétement stériles? Graves et bien sérieuses questions qui devraient solliciter le zèle et l'investigation de tous les hommes supérieurs, et qui trouvent à peine quelques rares interprètes dont la voix se perd au milieu de l'inattention générale.

La nature de cet écrit ne me permet pas de traiter d'une manière didactique ce vaste et important sujet; je dois me borner à justifier les propositions précédentes et à montrer toute l'étendue du pouvoir de la médecine quand on sait l'invoquer sérieusement. Si je puis faire partager mes convictions, j'aurai l'espoir de ramener à l'étude des maladies chroniques, si déplorablement négligées, sans doute parce qu'on s'est trop habitué à les considérer comme inguérissables. J'aurai aussi la satisfaction d'avoir levé cet arrêt fatal qui, depuis des siècles, pèse sur les malheureux malades, et leur enlève jusqu'à l'espérance, ce dernier refuge de ceux que la douleur accable.

Et d'abord que doit-on entendre par maladie incurable? Pris dans son sens étymologique, ce mot signifie: qui ne peut être guéri : c'est donc une affection qui, une fois manifestée, doit infailliblement résister à tous les moyens, Or, je le demande, est-il, dans l'immense cadre nosologique, une maladie, ou mieux une classe de maladies à laquelle on puisse appliquer ce mot?

Le cancer est bien assurément l'affection qui s'offre la première à notre pensée; cependant, j'ose en appeler à tous les praticiens qui ont eu à traiter cette redoutable maladie. N'ont-ils jamais été témoins de guérisons, soit à la suite d'opérations qui enlevaient toutes les parties malades, soit après l'emploi de tout autre moyen? les annales de la chirurgie n'ont-elles consigné que des insuccès? la médecine empirique elle-même ne montre-t-elle pas des guérisons bien constatées? enfin, tous les auteurs, anciens et modernes, ne relatent-ils point des succès? Si je consulte mes observations, et celles que plusieurs confrères ont bien voulu me faire connaître, je vois un assez grand nombre d'affections cancéreuses guéries sans récidives depuis dix, quinze et vingt ans. Mais, dira-t-on, tous ces cas n'étaient peut-être pas de véritables cancers. Cette objection soulève une question qui me paraît mériter toute la sollicitude des médecins. Le mot incurable s'applique-t-il à la maladie dès son début, ou bien seulement à une phase de ses nombreuses évolutions?

Dans le premier cas, je demande si la science peut établir un diagnostic différentiel entre toutes les grosseurs dans leurs premiers développements? le microscope lui-même permet-il d'obtenir ce résultat? Je ne le crois pas. Dès lors, pourquoi déniera-t-on la nature cancéreuse à une tumeur qui aura cédé à une médication active et longtemps employée? ne sera-t-on pas, au contraire, autorisé à l'admettre si l'on constate que cette tumeur s'est développée à la suite d'un coup ou d'une chute, et que, quelques années après son apparition, elle a fait éprouver au malade des douleurs lancinantes, etc., etc.? et cette présomption ne se transformera-t-elle pas en certitude, quand on verra cette grosseur chez des femmes dont les mères ont succombé à des maladies cancéreuses? Eh bien! les guérisons, dans ces conditions, sont nombreuses et parfaitement avérées.

Mais si le mot incurable n'est donné qu'à un certain degré de la maladie, ne voit-on pas, de suite, qu'il perd son sens absolu pour devenir relatif? Pourquoi dès lors ne pas l'appliquer indistinctement à toute espèce de maladies, puisque, toutes, dans certaines circonstances et à un certain degré, peuvent devenir incurables?

La phthisie pulmonaire est aussi une des maladies auxquelles on a donné ce nom. Mais si dans la classe précédente, j'ai pu montrer l'impossibilité de le maintenir aux cancers, ne sera-t-on pas encore plus fondé à le refuser aux maladies de poitrine? chaque jour les guérisons de phthisies ne deviennent-elles pas et plus nombreuses et plus éclatantes? J'ai interrogé un grand nombre de médecins, tant en France qu'à l'étranger, et tous m'ont affirmé avoir été témoins de succès. Lorsqu'on rapproche ces affirmations des faits consignés partout dans les auteurs, comment pourrait-on maintenir cette opinion? Les guérisons dont j'ai été témoin, depuis vingt-cinq ans, sont tellement nombreuses que je n'hésite pas à penser que la plupart de ces affections pourraient être guéries, si les malades étaient de bonne heure soustraits aux influences défavorables, et si les médications étaient appliquées dans de bonnes conditions. Je me propose de publier bientôt plusieurs observations qui prouveront jusqu'où peut aller le pouvoir de la médecine, même quand l'hérédité vient apporter son contingent d'influences contraires.

Les scrofules constituent une troisième classe de maladies soi-disant incurables. Mais, je dois le dire de suite, jamais, depuis bientôt trente ans, je n'ai pu trouver la justification de cette opinion. Rarement j'ai vu une médication active et persévérante rester inefficace, je n'en excepte pas même les cas où l'hérédité jouait un rôle important et lorsque le mal portait particulièrement son action sur le système osseux. L'âge compris entre trente et quarante-cinq ans n'a pas non plus été un obstacle à des guérisons qui se maintiennent depuis dix, quinze et vingt ans. — Lors donc que les malades peuvent être placés dans de bonnes conditions et y subir une complète médication, l'insuccès est l'exception.

Une autre classe d'affections que l'on considère aussi comme au-dessus des ressources de l'art, est composée des maladies nerveuses. Ici, comme pour les scrofules, j'ai cherché vainement les motifs d'une opinion qui me paraît être en complet désaccord avec ce qui s'observe chaque jour. En effet qui n'a été témoin de névroses guéries, soit par l'usage des eaux minérales, soit par tout autre moyen ? Quand ma pensée se reporte sur les résultats qu'il m'a été donné de bien constater, je ne crains pas d'affirmer que les névroses peuvent être combattues presque toujours avec succès. Il est juste toutefois d'ajouter que quelques maladies nerveuses font exception à cette règle : ce sont en particulier la chorée, l'hystérie et l'épilepsie. Cependant presque toujours, même dans le traitement de la plus redoutable des névropathies, l'épilepsie, j'ai vu ou la guérison ou l'amélioration suivre une médication énergique et prolongée.

Mais si ces réflexions ne suffisaient pas pour convaincre de la possibilité de guérir un grand nombre de maladies réputées incurables, je poserai quelques questions qui, je l'espère, feront mieux comprendre ma pensée.

Les fièvres intermittentes doivent-elles être rangées parmi les affections dont la médecine ne peut triompher? Oui, si on a à les traiter dans les lieux où existent les miasmes paludéens : ainsi dans plusieurs parties de l'Algérie, dans les Marais Pontins, etc., ces fièvres résistent à tous les moyens qu'on leur oppose. Mais assurément elles se guériront parfaitement, si les malades sont éloignés des endroits infestés et si l'héroïque fébrifuge, le quinquina, est habilement administré. Dans ces cas, quatre-vingt-quinze fois sur cent et plus le succès sera assuré.

La scrofule simple, et à son origine, est-elle incurable? si les malades persistent à rester sous l'influence des causes qui l'ont produite, s'ils habitent des lieux humides, privés d'air et de soleil ; si leur nourriture est insuffisante ou de mauvaise nature ; si leurs habitudes sont vicieuses, etc., le plus souvent tous les moyens échoueront. Mais si les malades sont soustraits à toutes les mauvaises influences et placés dans les conditions favorables, le plus souvent on verra le traitement suivi des plus heureux résultats.

Cette manière d'envisager les maladies appelées incurables me paraît être la seule rationnelle. Tout en établissant que leur guérison est subordonnée à un grand nombre de conditions, elle montre, en même temps, la possibilité de les réunir souvent et d'étendre ainsi le cercle des succès.

D'un autre côté elle nous encourage, en nous faisant voir que chaque progrès dans les sciences, que chaque amélioration sociale, que chaque perfectionnement dans les méthodes thérapeutiques, etc., multiplient les cas de guérison, et tendent à transformer les exceptions en règles générales. Elle nous explique aussi pourquoi telle maladie, hier encore incurable, est aujourd'hui parfaitement guérissable, et que telle autre maintenant rebelle pourra trouver demain des moyens efficaces. Elle nous montre encore comment des affections qui, pendant de longues années, avaient résisté à tous les traitements, guérissent aussitôt que les malades ont pu recourir à d'autres moyens et changer les conditions dans lesquelles ils étaient restés. Elle nous explique enfin ces nombreuses et frappantes guérisons obtenues aux eaux minérales, malgré l'imperfection et l'insuffisance des traitements hydrologiques. Je reviendrai bientôt sur ce sujet.

Après avoir prouvé la curabilité des maladies prétendues incurables, voyons quels sont les obstacles qui s'opposent à ce que les succès soient et plus fréquents et plus définitifs. Leur nombre en est malheureusement si grand qu'il faudra me borner à énoncer les principaux. J'espère qu'ils suffiront pour faire comprendre que nos insuccès doivent bien plutôt leur être attribués qu'à la prétendue impuissance de notre art.

Le pouvoir de la médecine est tel en effet que je me suis toujours étonné qu'on ait pu le révoquer en doute. Lorsqu'on examine la valeur des arguments de ceux qui se font les détracteurs de la science médicale, n'est-on pas étonné de l'inanité de leurs objections ? n'est-ce pas toujours quelques traits décochés contre les médecins par des esprits satiriques qui font la base de leur critique ? Comme parmi tous leurs arguments un seul semble avoir une apparence de fondement, j'y répondrai en quelques mots : «Vous mettez, nous disent-ils triomphalement, des médicaments dont vous ignorez la composition, dans un estomac dont vous ne connaissez pas le mode d'action ? » Eh bien ! supposée encore vraie, cette assertion (ce qui n'est pas depuis les progrès des sciences chimiques et biologiques), qu'en faudrait-il conclure? si l'on ne doit admettre et croire que ce qui est parfaitement démontré, à quelle chose croira-t-on? quel fait n'a pas encore ses côtés incomplétement connus? quelle vérité n'a pas ses ombres et ses obscurités ? mais qui ne voit qu'une pareille manière de raisonner conduit au plus effrayant scepticisme, et qu'il n'y a plus pour l'esprit humain d'autre voie, d'autre refuge que le doute universel !

Mais si l'on ne veut admettre que les faits qui ne laissent aucuns *desiderata*, je demanderai si l'on connaît, dans tous ses merveilleux détails, l'opération par laquelle des substances, de couleur et de nature diverses, sont toutes transformées en une matière blanche aussitôt qu'elles ont été mises en contact avec l'estomac ? connaît-on la nature intime du principe lumineux et son mode d'action sur le merveilleux appareil de la vision ? sait-on quelle est l'essence de l'électricité, et par quelle prodigieuse puissance elle peut, rapide comme la pensée, parcourir des espaces incommensurables ? l'agriculteur connaît-il les mystérieux phénomènes de la végétation, ceux plus mystérieux encore de la greffe ? et parce qu'on ignore encore toutes ces choses, faudra-t-il renoncer à manger ? faudra-t-il nier au principe lumineux sa vertu de produire la vision ? l'agronome enfin devra-t-il cesser d'ensemencer et de greffer, parce qu'il n'aura pas encore déchiré tous les voiles qui nous cachent les insondables opérations de la nature ? Les notions si précises que possède l'hygiène ne suffisent-elles donc pas pour pouvoir ériger en loi fixe et pour ainsi dire infaillible, l'entretien et le développement de la vie sous l'influence de l'alimentation ? la science de l'agriculteur n'est-elle pas assez précise pour qu'il ait le droit d'établir comme loi constante, la récolte, toutes les fois que le grain aura été confié à la terre dans des conditions déterminées ?

Ces réflexions, qu'il me faut, à regret, abréger, conduisent directement à cette triste question des préjugés, qui pèsent plus nombreux et plus enracinés sur la médecine que sur toute autre science. En présence de leurs déplorables et funestes conséquences et des difficultés qu'on éprouve à les combattre, l'âme s'attriste et se décourage. Lorsqu'on a la force de sonder jusqu'aux limites ultimes leurs innombrables inconvénients, on reste confondu en constatant qu'ils règnent souverainement aussi bien sur les intelligences les plus élevées que sur les esprits les plus incultes. Mille fois je me suis demandé par quelle étrange aberration il se faisait que des préjugés aussi contraires à la logique et au bon sens, que des critiques aussi injustes, que des incrédulités aussi systématiques pussent continuer à être accumulés contre une science qui, depuis bientôt trois mille ans, ne répond à tant d'attaques que par les plus merveilleuses découvertes et le plus inébranlable dévoûment à l'humanité ; contre une science qui, dans toute la succession des siècles, nous montre toujours à sa tête les plus grands initiateurs du progrès humain ?

Comment comprendre aussi que des hommes graves et instruits puissent méconnaître les lumières de la médecine, appliquées au soulagement de l'humanité, quand on les voit toujours empressés à les invoquer lorsqu'il s'agit de guérir un animal ou de perfectionner une race d'animaux ? et qui ne serait pas profondément attristé en voyant ceux dont l'influence pèse sur les destinées des sociétés, refuser toute croyance à la médecine, professée depuis deux mille cinq cents ans par les plus grands génies de toutes les nations, pour l'accorder aveuglément au charlatanisme le plus éhonté et à des hérésies qui ne peuvent vivre un jour qu'en empruntant quelques lambeaux à la vraie doctrine ?

Mais quittons ces tristes réflexions, et voyons quelles sont les principales causes qui entravent l'action des agents thérapeutiques. Au premier rang nous trouvons le manque de persévérance dans l'emploi des moyens indiqués. Bien rarement nous rencontrons des malades assez éclairés sur la nature de leur mal et sur la nécessité d'une longue médication, pour consentir à suivre un traitement complet. Presque toujours ils voudraient en peu de temps, souvent en quelques jours, obtenir la guérison de maladies qui remontent à plusieurs années et qui offrent, presque toujours, de nombreuses complications.

Le manque de confiance, qui est la disposition d'esprit aujourd'hui dominante, leur rend la patience difficile, et trop souvent le médecin a la tristesse de voir les traitements abandonnés avant même que les médicaments aient eu le temps de produire leurs premiers effets. Mais alors les malades, toujours pressés par leurs souffrances, font appel, pendant de longues années, aux conseils les plus opposés, et ce n'est que après mille infructueuses tentatives que, las et découragés, ils invoquent de nouveau les secours de la vraie médecine.... Mais hélas! efficace contre des affections qui n'ont pas encore opéré la désorganisation des tissus, la thérapeutique ne reste que trop souvent alors impuissante à guérir !

Un deuxième obstacle se trouve dans l'irrégularité avec laquelle les traitements sont suivis. Un grand nombre de malades répugnent à faire usage des médicaments; ce mot seul leur inspire une extrême aversion pour des substances qu'ils prennent volontiers quand elles sont décorées d'un autre nom. Et cependant, qu'y a-t-il de moins désagréables que la plupart des préparations pharmaceutiques modernes, en comparaison de l'odeur nauséeuse du tabac, de l'amertume de l'absinthe, que l'usage ou plutôt la mode fait rechercher avec avidité, malgré leur action funeste sur la santé?

Souvent aussi les médicaments prescrits ne sont employés qu'en partie: rien n'est plus ordinaire que de voir des malades qui se croient autorisés à commenter les prescriptions et à n'en faire que ce qui leur paraît utile. Mais, disons-le bien vite, cette malheureuse disposition est singulièrement favorisée par l'habitude qui s'est établie de donner des conseils. La plupart des personnes qui visitent ou entourent les malades ne croiraient pas faire assez preuve de zèle et de dévoûment si, dans la pensée de relever leur moral, ils ne se livraient à toute espèce de réflexions et sur la maladie et sur les prescriptions des médecins. Presque toujours ces appréciations renferment des doutes et des blâmes sur les moyens prescrits, doutes que les malades seront seuls à ne pas oublier. Quoique ces observations puissent-être faites sans esprit de critique, elles n'en sont pas moins, comme toute parole imprudente, la première porte ouverte, dans l'esprit du malade, au trouble et au découragement....

Mais là, malheureusement, ne s'arrêtent pas les funestes résultats des paroles inconsidérées et des conseils donnés à la légère; beaucoup de personnes, mettant de côté toute réserve et toute prudence, n'abordent jamais un malade sans avoir à lui raconter une histoire, toujours merveilleuse, opérée en quelques jours sous l'influence de médicaments qui ne doivent jamais manquer leur effet.... Malheur aux médecins, si leurs prescriptions ne renferment pas, au moins, l'une des substances qui a opéré ces miracles: tous leurs conseils seront sacrifiés sans réserve.... Comme ces paroles ont toujours le ton affirmatif, la confiance des malades est vite ébranlée et bientôt, soit ostensiblement, soit à l'insu du médecin, les moyens conseillés sont abandonnés pour aller vers la prétendue panacée universelle. On devine le reste : les pauvres malades, abusés par les plus décevants espoirs, perdent, en essais infructueux, le temps qu'ils auraient pu employer utilement s'ils s'en étaient tenus à de sages et prudents conseils....

Un troisième obstacle tient à ce que, le plus souvent, les médications sont ou insuffisantes ou de trop courte durée. On croit trop généralement, en effet, que, pour guérir une affection ancienne et compliquée, il suffit de s'en tenir à l'emploi d'un seul médicament. C'est là une opinion qui me paraît être en complet désaccord avec ce que la logique enseigne et ce que l'expérience démontre. N'y a-t-il pas des rapports constants entre l'immense variété des éléments qui ont action sur notre constitution et la complexité des phénomènes vitaux ; entre le nombre, pour ainsi dire infini, des substances alimentaires et la variété des éléments qui entrent dans la composition de nos humeurs ? pourquoi n'y en aurait-il pas de même entre la variété des agents thérapeutiques et la complexité des phénomènes morbides ? Du reste, ne trouve-t-on pas à tout instant des faits qui semblent justifier cette manière de voir ? dans les eaux minérales, médicaments naturels et d'une extrême efficacité, n'observe-t-on pas toujours un grand nombre de principes minéralisateurs ? Mais c'est là une vue qui renferme peut-être le secret de bien des phénomènes encore inexpliqués et que je livre à la méditation des esprits laborieux. Les limites de cet écrit m'interdisent de pousser plus loin ces investigations.

Mais ce n'est pas seulement dans l'emploi d'un seul et unique médicament que se trouve l'insuffisance des traitements appliqués aux maladies chroniques. Elle est encore dans la durée des médications, dans les doses auxquelles sont donnés les médicaments, etc. Elle est enfin dans l'habitude de s'en tenir à la même formule pour combattre toutes les maladies de même espèce, mais néanmoins variables à l'infini, soit par leurs complications, soit par les diverses constitutions des malades, soit par les pays divers ou les différentes époques de l'année où elles sont traitées, etc., etc.

La durée du traitement est bien rarement en rapport avec l'ancienneté de l'affection qu'on a à combattre. Cette réflexion s'applique à tous les traitements employés ordinairement, aussi bien qu'aux eaux minérales. L'étude que j'ai pu faire de ces derniers moyens, dans un très-grand nombre d'établissements, m'autorise à établir que le temps pendant lequel les eaux minérales sont administrées n'est presque jamais en rapport avec la durée de la maladie : comment admettre, en effet, que trente ou quarante jours puissent suffire pour guérir radicalement une affection qui a souvent un grand nombre d'années d'existence et qui offre de nombreuses complications? Dans toutes les maladies de longue durée, n'y a-t-il pas d'ailleurs des vices à détruire, des diathèses à combattre, des habitudes organiques vicieuses à rectifier, des fonctions à modifier, etc., etc.; comment espérer d'obtenir de pareilles transformations en aussi peu de temps? Que l'on jette donc un coup d'œil sur tous les phénomènes qui nous entourent, et l'on verra que jamais la nature ne procède avec une telle célérité; que tout au contraire est lent et progressif. Est-ce en quarante jours qu'un enfant, qui aura subi un arrêt de développement, reconquerra la plénitude de sa santé? combien faudra-t-il de temps à un convalescent qui relève d'une fièvre typhoïde grave ou de toute autre maladie, pour revenir à ses forces et à sa vigueur premières! combien à un arbre *qui a souffert* pour reprendre sa luxuriante végétation, etc.!

Je n'hésite pas à affirmer que, dans le plus grand nombre des cas, les traitements hydrologiques sont infiniment trop courts, et que c'est là une des causes les plus fréquentes d'insuccès.... mais j'ose aller plus loin, en établissant que les eaux minérales sont insuffisantes par elles-mêmes pour compléter des guérisons dans un grand nombre de circonstances, et qu'il est utile de leur adjoindre des médications concomitantes : déjà bien des faits m'ont démontré que des maladies rebelles à l'emploi exclusif des sources minérales étaient guéries lorsqu'on leur adjoignait d'autres médicaments. Il en a été de même quand j'ai fait suivre aux malades des traitements réguliers, après leur retour des eaux.

Les doses auxquelles sont ordinairement administrés

les médicaments sont aussi très-souvent insuffisantes pour triompher d'un mal invétéré. Il est en effet des cas nombreux dans chaque classe de maladies, qui nécessitent que la dose des médicaments soit doublée, quintuplée et même centuplée.... Cette règle, qui me paraît être d'une importance extrême, s'applique à tous les médicaments proprement dits, comme à tous les agents thérapeutiques. Je ne crains pas d'affirmer que c'est à l'oubli de cette règle qu'est due une grande partie des insuccès dont nous sommes chaque jour les témoins. J'ai vu des épilepsies qui n'ont cédé à la belladone que lorsqu'elle a été portée à 15 et 20 grains par jour : j'ai été témoin de paralysies qui n'ont été guéries qu'après l'application de mille et même deux mille ventouses ; d'atroces douleurs n'ont été anéanties, tantôt qu'avec 40 et 60 grammes de laudanum, tantôt qu'au moyen de 6 à 8 grains de chlorhydrate de morphine en application dermique, etc.

Je me hâte de faire remarquer que les médicaments portés *graduellement* à ces hautes doses n'ont jamais donné lieu à aucun accident durable : bien au contraire, lorsque les douleurs étaient tellement intenses que les facultés intellectuelles s'en trouvaient troublées, ces médicaments ramenaient presque toujours les fonctions encéphaliques à leur normalité ordinaire. J'ai souvent maintenu ces doses pendant des mois, sans constater le moindre trouble ni aucune suite fâcheuse. J'ajoute que souvent les guérisons sont subordonnées à ces doses élevées et maintenues pendant longtemps. J'espère publier quelques observations qui prouveront l'innocuité des médicaments à très-hautes doses, et leur nécessité pour obtenir des guérisons durables. Je me borne ici à faire ressortir la similitude de ces faits avec ceux qu'on observe constamment dans l'ordre physiologique. Combien faut-il de vin de Champagne, par exemple, pour produire l'ivresse chez certaines personnes? A peine un petit verre, tandis que le même résultat ne sera produit chez d'autres personnes que sous l'influence de vingt, trente verres, et quelquefois davantage. Pourquoi ces immenses différences qu'on voit dans l'usage du tabac, de l'opium, etc., etc.?

Je n'attache pas une moindre importance à l'association des médicaments, et je reste bien convaincu qu'on s'est privé d'une grande ressource en simplifiant à l'excès les formules. L'expérience de tous les jours ne me paraît laisser aucun doute sur la nécessité de plusieurs médicaments pour combattre les maladies chroniques....

L'habitude où l'on est encore trop souvent de s'en tenir toujours à la même formule ou au même médicament pour traiter toutes les maladies de même espèce, est encore un obstacle à un plus grand nombre de résultats heureux. Quelle que soit la vertu spécifique d'un médicament, on est sûr néanmoins de trouver certains cas qui nécessiteront l'intervention d'autres médicaments bien inférieurs quant à leurs propriétés. Ainsi, sur cent cas de fièvres intermittentes, il y en aura plusieurs que le quinquina ne guérira pas, mais qui seront combattues avec succès par un fébrifuge indigène, soit la salicine, l'absinthe, l'apiol, la petite centaurée, etc., etc.

Après avoir indiqué quelques-unes des causes principales qui paralysent les efforts du médecin et rendent si souvent inefficaces les médications les mieux ordonnées, il me reste à faire connaître quelles sont les conditions sous l'influence desquelles les agents thérapeutiques peuvent agir dans toute la plénitude de leurs propriétés intrinsèques.

Au nombre des premières, se trouve la respiration d'un air pur. Il n'est personne qui n'ait reconnu la nécessité d'un bon air pour obtenir la santé et pour favoriser la guérison des maladies. Les anciens comme les modernes ont proclamé cette vérité, et c'est pour cela que l'air a reçu l'énergique expression de *pabulum vitæ*. Mais si l'utilité de l'air est généralement reconnue, ses applications se font-elles toujours suivant les données fournies par la science ? Tant s'en faut : il n'est pas de loi plus fréquemment enfreinte, et il semble vraiment que les hommes soient poussés à méconnaître tout ce qui peut contribuer à entretenir leur santé. Au lieu que les peuples cherchent avant tout cette première et indispensable condition, le plus souvent ils abandonnent les contrées salutaires pour se réunir dans les localités les plus malsaines. Presque toujours les intérêts de la santé sont subordonnés aux intérêts de position et de fortune. Voyez en effet quelle est la salubrité des endroits où s'accumulent les populations, en comparaison d'un grand nombre de régions très-saines et où se trouvent à peine quelques rares habitants.

L'influence d'un air pur sur tous les phénomènes de la vie est d'une telle importance que, sans elle, la santé languit et s'altère. Ne suffit-il pas, pour en être convaincu, de jeter un regard sur tous les êtres de la création qui se trouvent privés d'air ou soumis à la respiration d'un air vicié? ne voit-on pas aussi des transformations totales s'opérer sur les personnes quittant des endroits malsains pour aller habiter des contrées salubres?

Si l'air pur est nécessaire aux personnes bien portantes, quelle ne doit pas être son importance sur celles qui sont atteintes de maladies? combien d'affections qui se montrent rebelles dans les grandes villes, et qui guérissent facilement lorsque les malades peuvent aller habiter la campagne? C'est particulièrement pour les maladies qui ont amené de profondes détériorations et quelques formes de névropathies que l'influence de l'air se fait sentir davantage. Sans son concours, il est presque toujours impossible d'obtenir un succès durable.

L'exercice bien réglé, renouvelé fréquemment et toujours pris en raison des forces du malade, constitue encore une des plus importantes conditions de guérison. Mais, pour en obtenir tous les résultats possibles, il faut que son application soit éclairée et très-persévérante; il faut qu'il soit différent, suivant le but spécial qu'on se propose, etc.

Après ces diverses conditions qui se rapportent plus spécialement à l'hygiène, il faut placer celles qui ont rapport à l'alimentation et dont l'intérêt ne le cède en rien aux précédentes. L'influence des aliments est, en effet, d'une telle étendue que c'est parmi eux qu'on trouve les plus puissants modificateurs de la constitution. Pour traiter convenablement de l'alimentation il faudrait des volumes, et je n'ai que quelques pages à ma disposition. Mais on trouvera dans les ouvrages des hygiénistes modernes tout ce que peut comporter ce vaste et intéressant sujet. Peut-être est-il seulement à regretter qu'aucun d'eux n'ait donné assez d'importance à la puissance des substances alimentaires, comme modificateurs de l'état constitutionnel. Cette puissance suffit souvent pour favoriser la guérison de maladies, qu'on aurait vainement cherchée si les aliments n'avaient pas fait subir aux organes des changements favorables.

Peut-être aussi désirerait-on dans ces auteurs que l'utilité de chaque genre d'aliment, appropriée à chaque état morbide, fût mieux accentuée et plus détaillée.

Quoique très-abrégées, ces réflexions suffiront, je l'espère, pour faire bien comprendre la grande importance de toutes ces conditions comme moyen d'obtenir d'heureux résultats dans le traitement des affections chroniques. Elles permettront aussi de bien établir que, s'il est difficile et souvent impossible de les trouver réunies à Paris, on peut facilement les rencontrer dans un grand nombre d'autres localités.

Je viens de montrer quel est le pouvoir de la médecine dans le traitement des maladies réputées incurables. J'ai indiqué quelles étaient les conditions nécessaires pour que les moyens thérapeutiques puissent produire tous leurs effets salutaires; il me reste à dire quelle est la méthode à suivre pour arriver à la meilleure administration de ces nombreux agents.

Au milieu des innombrables systèmes qui, de tout temps, se sont tour à tour disputé l'empire de la médecine, l'esprit doute et hésite; mais lorsque, mû par un grand amour de l'art et de la vérité, le médecin a le courage de soumettre à l'expérimentation chacun de ces systèmes, la vérité se dégage promptement, et le choix est bientôt fait : ainsi ai-je procédé dans les débuts de ma carrière médicale. A ce moment, une doctrine venue, comme tant d'autres, de la rêveuse Allemagne, faisait son apparition en France. Défendue avec plus d'enthousiasme que de talent par quelques jeunes adeptes, cette doctrine surprenait par son étrangeté et séduisait par ses affirmations. Mais, hélas! que les résultats sont loin de répondre aux promesses! depuis vingt-cinq ans je lui demande en vain un seul fait probant! toujours des affirmations presque toujours démenties par les faits!

Promptement désillusionné, je remontai le cours des siècles en m'adressant d'abord au physiologisme, qui n'est en réalité que le brownisme retourné, et qui doit être considéré comme funeste et dangereux surtout lorsqu'il est appliqué au traitement des maladies de longue durée. Je parcourus ainsi mille systèmes qui, pour la plupart, n'ont rien laissé d'utile, et j'arrivai à la doctrine d'Hippocrate, qui sera toujours la base de toute sérieuse thérapeutique. Inébranlablement assis sur l'expérience et sur l'observation, l'hippocratisme constitue un monument scientifique susceptible de recevoir tous les matériaux accumulés dans le cours des siècles et contre lequel ne sauraient jamais prévaloir les attaques de ses contradicteurs : sans cesse éclairée par les découvertes qui se font dans les sciences, cette doctrine n'est plus un champ livré au vent des hypothèses, mais bien un vaste domaine continuellement sillonné par de savants et intrépides investigateurs. Si quelques contrées restent encore inexplorées, elles doivent un jour recevoir la lumière qui éclaire déjà tant d'autres régions....

C'est appuyé sur cette méthode, que j'ai soumis un grand nombre de moyens à une sévère expérimentation, et que j'ai pu arriver à des résultats qui m'ont amplement dédommagé des longueurs de l'expérience. Un grand nombre de substances, déjà préconisées, particulièrement par les grands praticiens du XVIIe siècle, m'ont révélé des propriétés qui un jour, prochain peut-être, pourront rivaliser avec celles du quinquina, de la belladone, de l'iode, etc.

Après avoir mis à profit toutes les richesses thérapeutiques répandues dans les auteurs des siècles passés, j'interrogeai les doctrines médicales professées par les médecins des nations voisines, et cette étude ajouta singulièrement aux connaissances que j'avais déjà acquises. Les ouvrages allemands me fournirent de bien utiles renseignements sur la valeur thérapeutique d'un assez grand nombre de médicaments trop négligés en France. Chez les Anglais je trouvai des formules excellentes et des vues remarquables sur leurs propriétés; leurs ouvrages offrent en outre un grand intérêt au point de vue de certaines idées sur le mode d'action des agents thérapeutiques, etc. Les ouvrages des médecins italiens sont quelquefois remplis de notions précieuses sur l'expérimentation clinique, et la médecine française se prive de nombreuses lumières en négligeant les travaux qui se font chez ces différentes nations, etc.

En suivant cette voie on peut faire converger vers un but unique, la guérison, tous les rayons épars des sciences médicales. En même temps qu'on s'éloigne de toute idée systématique et de toute doctrine exclusive, on marche sans cesse appuyé sur les lumières accumulées par la succession des siècles; aucune connaissance n'est négligée, aucun fait n'est méconnu. En procédant ainsi j'ose affirmer que la pratique des maladies chroniques acquerra un haut degré de précision, et que les succès se multiplieront d'une manière, pour ainsi dire, indéfinie.

J'ajoute que les avantages de la médecine d'observation se révèlent d'une manière éclatante par les richesses thérapeutiques qu'elle seule possède. D'où viennent, en effet, tous les moyens vraiment héroïques que possède aujourd'hui la science médicale? n'est-ce pas exclusivement de la médecine expérimentale? D'où vient la merveilleuse découverte du virus-vaccin, celle non moins merveilleuse du chloroforme, celle de l'iode, du quinquina, de la belladone, du mercure, etc., etc.? et qu'ont produit et découvert ces prétendues doctrines qui n'ont pas même laissé pour souvenir une seule donnée pratique utile! A l'excellence des résultats, ne doit-on pas juger de la bonté des méthodes?

J'ai déjà dit que l'hygiène nous offrait des moyens certains pour obtenir une santé parfaite; pour prolonger l'existence bien au delà des limites ordinaires et aussi pour nous prémunir contre l'invasion de ces longues maladies qui font le désespoir de ceux qui ont le malheur d'en être atteints. S'il pouvait y avoir le moindre doute sur cette importante vérité, ne suffirait-il pas d'interroger la vie des hommes qui nous ont étonnés par leur extrême longévité? Dans l'étude de leurs mœurs, de leurs occupations, etc., on trouvera, je n'en doute pas, tout les éléments d'une conviction bien arrêtée.

Mais pourquoi ici, comme pour la thérapeutique, faut-il que nous rencontrions les mêmes préjugés, les mêmes contradictions, les mêmes incrédulités? combien de lois tracées par l'hygiène la plus éclairée sont comprises et respectées? combien qui ne provoquent pas le doute et l'incrédulité? Depuis le berceau jusqu'à la tombe, la vie n'est, le plus souvent, qu'une longue suite d'infractions aux plus importantes de ces lois. Dans l'enfance nous voyons leur application presque toujours exagérée par la sollicitude maternelle la plus inintelligente. Vainement cherchons-nous à lutter contre ces malheureuses tendances : presque toujours l'influence des préjugés rend stériles tous nos efforts. Et cependant que d'affections rebelles, que d'infirmités souvent irremédiables, que de morts prématurées qui n'ont point d'autres causes que des écarts de régime répétés? Que n'ai-je reçu le don de rendre les scènes de désolation! en quels traits de feu ne peindrais-je pas le spectacle offert dans ces vastes établissements (et cependant déjà bien insuffisants), où gisent des milliers de petites créatures, destinées, pour la plupart, après de longues tortures, à aller peupler ces immenses nécropoles du premier âge, où s'entassent chaque jour tous ces êtres qui n'ont vu le jour qu'au travers des plus affreuses souffrances! avec quel serrement d'âme ne montrerais-je pas ces jeunes corps labourés par les stigmates des plus hideuses maladies, et dont l'aspect seul arrache la compassion aussi bien aux médecins les plus familiarisés avec les infirmités, qu'à celles qui sont préposées à la garde de nos souffrances, et auxquelles Dieu a accordé le don ineffable de la charité! Là, j'appellerais tous les incrédules et je leur demanderais d'où viennent tant d'infirmités prématurées, et s'il n'est pas au pouvoir de l'hygiène de les prévenir, ou à la médecine de les faire disparaître avant qu'elles aient trop profondément détérioré la constitution : avec eux aussi je descendrais dans la demeure somptueuse du riche comme dans la mansarde du pauvre, et je leur montrerais toutes ces maladies se développant sous les lambris dorés aussi bien que dans le séjour de la misère, toutes les fois que les règles de l'hygiène sont ou enfreintes ou transgressées !

Mais quittons ce triste spectacle pour dire quelques mots de la médecine préventive. Cette partie des sciences médicales peut se confondre quelquefois avec l'hygiène; mais quand un ou plusieurs phénomènes morbides sont devenus apparents, quelque lente que soit leur marche, quelque légers que puissent être les troubles qu'ils occasionnent, l'intervention de la médecine ne saurait être différée sans les plus réels préjudices. Alors la médecine n'est pas préventive de maladies qui peuvent être prévues par le médecin, mais dont l'existence future peut encore faire le sujet de doutes ; elle est préventive des développements d'un mal qui a déjà traduit sa présence par des symptômes sensibles et auxquels chaque instant ajoutera un degré de plus d'intensité. Voilà la vraie médecine préservatrice; celle dont la puissance est, pour ainsi dire illimitée, et qui peut, quand elle est savamment et persévéramment invoquée, nous garantir de ces longues infirmités dont tous nos jours sont souvent attristés, et qui laissent dans nos âmes les craintes amères d'en étendre les atteintes jusqu'à nos descendants.

La logique comme l'expérience sont ici d'accord pour repousser la médecine expectante, basée sur une prétendue force médicatrice de la nature; force qui ne me paraît être rien autre chose qu'un voile pour couvrir ou notre indifférence, ou notre ignorance. Cette force ne peut être que la force vitale qui résiste, sans doute, à toute cause de destruction, mais qui ne saurait être douée d'aucune vertu curative. En effet, où l'a-t-on vue? quand a-t-elle manifesté sa puissance? est-ce dans quelques-unes de ces innombrables maladies chroniques dont j'ai parlé plus haut? Assurément non : car c'est bien en vain qu'un phthisique attendra secours et soulagement de cette force supposée; s'il ne fait pas intervenir les agents thérapeutiques, dont l'action doit être secondée par l'emploi des règles hygiéniques, etc., son mal marchera infailliblement vers un terme fatal. Un scrofuleux verra-t-il ses grosseurs ou ses plaies se guérir, s'il n'appelle pas à son aide les médicaments les plus actifs, employés dans toutes les conditions que j'ai énumérées?

Mais, afin de mieux prouver l'inanité de la croyance en cette force, et le pouvoir extrême de la médecine agissante, qu'il me soit permis de rappeler un des faits les plus simples et que nous avons sous les yeux à tout instant. Une personne s'enfonce un aiguillon dans les chairs : bientôt de la rougeur, de la douleur surviennent, puis la formation d'un abcès et son ouverture spontanée au bout d'un temps plus ou moins long, mais qui n'est jamais moindre de dix ou douze jours. Après ce pénible travail, la peau s'ouvre et quelquefois l'aiguillon se trouve entraîné avec le pus : alors, au bout de quelques jours la guérison peut être opérée : voilà donc près de quinze jours de souffrances qu'il a fallu pour que le malade fût débarrassé de cette épine. Mais les choses sont loin de toujours se passer ainsi : il arrive fréquemment qu'un premier travail d'abcédation ne suffit pas pour faire sortir l'aiguillon : ce sera alors à recommencer, car tant que la cause persistera, le mal ne s'effacera pas! Où est donc là cette admirable force médicatrice qu'on invoque avec tant de confiance et que l'on dit si sage et si sûre? Mais si vous supposez l'aiguillon encore plus profondément enfoncé, à quels ravages ne pourra-t-on pas assister si l'on persiste à invoquer la force médicatrice de la nature?... Eh bien! voyons ce que fait l'art! Aussitôt que la moindre douleur a signalé la présence de l'aiguillon, le chirurgien l'enlève, et en moins de deux minutes tout cet appareil morbide a cessé, et le malade a évité la souffrance de douze ou quinze jours, la formation d'un abcès et souvent des phénomènes consécutifs plus graves encore. Vraiment tout le pouvoir de la médecine agissante et toute l'insuffisance de la médecine expectante sont complétement mises en évidence par ce seul fait, que je me permets de livrer aux méditations de tous les savants, aussi bien qu'aux réflexions des détracteurs de la médecine.

Paris. — Imprimerie de W. REMQUET, GOUPY et Cie, rue Garancière, 5.

www.ingramcontent.com/pod-product-compliance
Ingram Content Group UK Ltd.
Pitfield, Milton Keynes, MK11 3LW, UK
UKHW020514230726
13925UKWH00005B/2157